ULCÉRATIONS

ET

GANGRÈNES PROVOQUÉES DE LA PEAU

Chez les Hystériques

PAR

Le Dr Casimir-Paul JANVIER
DE L'UNIVERSITÉ DE PARIS

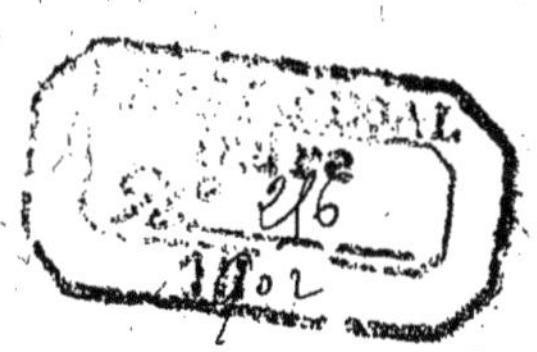

PARIS
VIGOT FRÈRES, ÉDITEURS
23, PLACE DE L'ÉCOLE-DE-MÉDECINE, 23

1902

ULCÉRATIONS

ET

GANGRÈNES PROVOQUÉES DE LA PEAU

Chez les Hystériques

PAR

Le Dr Casimir-Paul **JANVIER**
DE L'UNIVERSITÉ DE PARIS

PARIS
VIGOT FRÈRES, ÉDITEURS
23, PLACE DE L'ÉCOLE-DE-MÉDECINE, 23

1902

En terminant nos études, nous saisissons avec empressement l'occasion qui nous est offerte de remercier publiquement tous ceux qui ont contribué de près ou de loin, à notre éducation scientifique : parents, maîtres et amis.

Nos parents occupent et occuperont toujours évidemment la première place dans notre souvenir. Nous leur devons en définitive tout ce que nous sommes, et il nous sera bien difficile d'acquitter complètement par la suite la dette de reconnaissance que nous avons contractée envers eux. Aujourd'hui plus que jamais, nous les prions d'accepter l'hommage filial de notre plus affectueux dévouement.

Puis notre pensée se reporte vers les années de nos études secondaires et vers les maîtres dévoués qui furent alors surtout nos éducateurs. Nous leur adressons l'expression de notre profonde gratitude.

Mais, au moment de quitter l'Université pour entrer dans la vie médicale, nous tenons à remercier tout particulièrement les hommes aussi instruits que dévoués qui nous ont préparé à l'exercice de notre profession. Ce sont tous nos maîtres de la Faculté libre de Lille, et spécialement MM. les professeurs Toison et Lemière qui nous ont gracieusement permis l'accès de leurs laboratoires d'histologie et de bactériologie, et M. le professeur Derville qui nous a donné l'idée première de ce travail; puis ce sont nos maîtres de la Faculté et des hôpitaux de Paris auprès de qui nous sommes venu terminer nos études. Tous nous ont prodigué, avec leur science, l'exemple du travail et du dévouement; puissions-nous les imiter.

Et au cours de ces longues années, ils sont nombreux les amis qui ont partagé notre vie : les uns sont bien éloignés déjà, les autres nous ont quitté hier ou nous quitteront demain, mais leur souvenir sera toujours présent à notre mémoire.

Enfin M. le professeur Joffroy a bien voulu accepter la présidence de notre thèse; nous lui sommes extrêmement reconnaissant du grand honneur qu'il nous a fait et le prions d'agréer l'hommage de nos remerciements.

Paris le 9 juillet 1902

P. J.

INTRODUCTION

Nous comprenons sous la dénomination d'ULCÉRATIONS ET GANGRÈNES PROVOQUÉES de la peau chez les hystériques, les ulcérations, les eschares produites artificiellement par les hystériques sur leur propre personne, pour les opposer aux GANGRÈNES SPONTANÉES des hystériques que plusieurs auteurs ont décrites récemment, en particulier Tonnelier et Le Gall, dans leur thèse de doctorat (1).

Nous laisserons donc volontairement de côté les autres mutilations effectuées par les hystériques sur elles-mêmes, telles que coups d'ongles, coups d'épingles, coups de couteau, etc..., de même que les empoisonnements et les tentatives de suicide auxquelles elles se livrent parfois. Tous ces faits mériteraient sans doute d'être réunis pour être étudiés

(1) Tonnellier, Les gangrènes cutanées d'origine hystérique. *Th.*, Paris, 1896.

Le Gall, Contribution à l'étude des gangrènes cutanées d'origine hystérique, *Th*. Paris, 1902

ensemble, en particulier au point de vue de leur pathogénie, et cette étude ne contribuerait pas peu à éclairer une des multiples faces du caractère des malades atteintes de la grande névrose, ce Protée pathologique comme on l'a appelé.

Quant à nous, nous nous en tiendrons simplement à l'étude des lésions qui, produites artificiellement par les hystériques, pourraient être prises et ont été prises quelquefois pour des lésions gangréneuses d'origine hystérique. Nous les décrirons d'abord ; nous chercherons ensuite par quels moyens on peut les distinguer des lésions spontanées; puis nous essayerons d'en indiquer la pathogénie. Pour terminer, nous citerons les observations que nous avons pu recueillir sur ce sujet.

CHAPITRE PREMIER

Description.

Les ulcérations que nous envisageons ne sont pas toutes identiques, on l'imagine bien. Elles diffèrent les unes des autres par leur mode de production d'abord, puis par leurs signes objectifs propres, par leur siège, par leur évolution, etc. Mais nous y trouverons cependant quelques caractères communs en rapport avec l'état mental tout à fait spécial des malades qui les présentent.

Au point de vue étiologique, voici, par gradation, les différents moyens employés par les sujets. Ce sont d'abord de simples excoriations produites et entretenues à l'état chronique avec les ongles. Quelquefois les malades profitent d'une plaie accidentelle et insignifiante, l'irritent, l'enflamment et l'agrandissent en la grattant en cachette avec leurs ongles ou en la frottant sans cesse du bout de leurs doigts. C'est le cas des malades des observations VI et VII, et c'est le mode le plus simple, le plus primitif, pourrait-on dire, puisque aucun objet étranger au malade n'intervient comme dans les cas suivants. On conçoit qu'au point de vue du diagnostic de la simulation ce sont là les cas les plus délicats.

Il peut arriver, et il est arrivé de faire un pansement, d'appliquer un appareil précisément dans le but d'empêcher le malade d'atteindre sa plaie. Or on a quelquefois vu dans ces cas le malade utiliser le pansement ou l'appareil lui-même pour se blesser. La malade de Schimmelbusch (obs. VI) en est un exemple. C'est un degré de plus. Le mécanisme dans ces cas est toujours le même : c'est par suite des frottements répétés de la peau que l'ulcération se produit, s'agrandit et passe à l'état chronique. Le sujet peut alors ou bien se servir de l'objet pour se frotter, s'il s'agit par exemple d'un pansement ou d'un appareil léger, ou au contraire frotter une partie quelconque de son corps contre l'appareil quand celui-ci est volumineux ; mais le résultat est identique, c'est clair.

Dans le cas précédent on conçoit que l'objet puisse être un corps inerte quelconque : ici c'est un pansement ordinaire, là un bandage, ailleurs un appareil plâtré. Mais quelquefois le corps a par lui-même des propriétés corrosives et ulcéreuses, c'est un agent chimique caustique, tel que l'acide sulfurique (obs. I), l'acide nitrique (obs. II), la soude caustique (obs. III), la potasse caustique (obs. IV), les cantharides (obs. V). On assiste alors à l'escharification vraie de la peau ; ce sont les cas les plus typiques.

Les symptômes objectifs de ces ulcérations ne nous arrêteront pas longtemps ; on les connaît puisqu'il s'agit de plaies observées journellement et qu'ils découlent tout naturellement de la connaissance des causes précédentes. Ainsi le grattage avec les ongles, les frottements répétés avec le bout des doigts produiront des excoriations très superficielles allant tout au plus jusqu'au corps papillaire. Généralement ces excoriations auront une forme allongée ; elles saigneront peu, auront des limites peu précises et un fond grisâtre parce qu'il sera infecté (obs. VI et VII). Schimmelbusch a vu chez sa malade des phlyctènes produites par ces frottements et il les compare justement aux vulgaires ampoules qui surviennent aux pieds des marcheurs par suite du frottement de la chaussure ou aux mains de ceux qui font de la gymnastique ou du canotage d'une façon exagérée. La phlyctène ouverte, nous aurons bientôt la même ulcération que plus haut.

Les pansements et les appareils produiront des plaies ordinairement plus profondes, au moins quand elles auront acquis leur complet développement, car elles devront tout d'abord passer par le stade des précédentes ; elles auront donc, à part leur profondeur, les mêmes caractères. Telles sont, par exemple, les ulcérations que produit parfois à la racine de la cuisse le bord inférieur d'un corset de Sayre un peu trop long. C'est le cas de l'observation VII.

Les lésions dues à l'application d'un caustique sont un peu différentes. Indiquons-les très brièvement, carelles sont classiques : suivant le degré on observera la simple rougeur des téguments, ou une éruption de bulles et de phlyctènes, ou enfin une eschare noire ou grisâtre. On reconnaît là les trois premiers degrés des brûlures et on les retrouve dans les cinq premières observations citées au chapitre IV. En résumé, les trois lésions qu'on rencontre le plus souvent sont : l'ulcération plus ou moins profonde, la phlyctène, l'eschare.

On connaît l'évolution ordinaire de chacune de ces lésions. L'ulcération, à moins qu'elle ne siège sur un terrain dont la nutrition soit très troublée, comme dans les cas de lésions des veines ou des nerfs, ou qu'elle ne soit entretenue et maintenue à l'état chronique par l'infection tuberculeuse ou la présence d'un corps étranger, l'ulcération, disons-nous, se déterge, bourgeonne et se cicatrise. La phlyctène crève, s'affaisse et au-dessous de l'épiderme décollé un nouvel épiderme se forme rapidement. L'eschare se détache peu à peu des tissus voisins, se soulève et tombe, laissant une ulcération qui demandera plus ou moins de temps pour se combler, suivant sa profondeur, mais qui guérira comme toutes les ulcérations. Le plus souvent ces lésions laisseront des cicatrices ; néanmoins les phlyctènes dont l'épiderme n'a pas été enlevé en laissent rarement.

Mais cette évolution est bien différente dans les cas que nous étudions. Dans l'observation I, l'eschare produite par l'application d'acide sulfurique s'est détachée comme de coutume et la plaie qui en est résultée a guéri normalement, ou à peu près, car, à cause des excoriations produites accidentellement pendant les crises nerveuses ou par les grattages de la malade, la cicatrisation a été quelque peu retardée. Mais, en somme, chaque élément pris séparément a évolué comme il devait évoluer. Il en est de même dans les observations III et IV. Ce qu'il faut noter c'est la récidive de la lésion, quatre ou cinq fois chez notre malade, un nombre incalculable de fois chez la malade de Strümpell et chez celle de Krecke, de sorte que l'évolution complète de l'affection a demandé pour ces trois cas, quelques mois dans le premier, 10 ans dans le second et 13 ans dans le troisième.

Une petite différence est à remarquer dans l'évolution des autres ulcérations, de celles qui sont dues au grattage ou aux frottements répétés. En effet, c'est la même, ou les mêmes ulcérations que la malade entretient volontairement à l'état chronique ; quand elle en a fait naître une nouvelle, elle la soigne avec une insistance remarquable, non pour qu'elle guérisse, mais au contraire pour qu'elle persiste et même s'agrandisse. Il en est ainsi chez les malades des observations VI et VII.

L'évolution est jusqu'ici le premier caractère un peu spécial de ces lésions bizarres ; elles se reproduisent plusieurs fois, souvent même ; ou bien elles deviennent chroniques par un artifice de la malade. Mais il en est encore d'autres. C'est d'abord leur multiplicité. Ce signe n'est cependant pas constant et semble en raison inverse de l'importance de chaque élément. Dans l'observation I, M. J... se brûle 4 ou 5 fois et presque chaque fois une seule plaque gangréneuse apparaît, mais une plaque relativement considérable puisqu'elle mesure en moyenne 4 à 5 centimètres de long sur 2 centimètres de large. La malade de l'observation IV présentait sur son avant-bras gauche des cicatrices punctiformes très nombreuses ; quand, au cours de son hospitalisation, on lui donna un congé de 24 heures, elle revint le bras gauche parsemé d'eschares récentes et produites par une pointe de son morceau de potasse caustique.

Chose plus importante, ces lésions occupent toujours des régions faciles à atteindre pour la malade et d'une façon générale, c'est la face antérieure du tronc, la face externe des membres supérieurs et la face antérieure des membres inférieurs. Quelques localisations particulières sont à signaler ; ainsi les seins sont souvent le siège de ces mutilations et en particulier des grattages et des froissements répétés (observations VI et VII) qui y produisent quelquefois des plaies larges comme la paume de la main. Fait curieux, dans les cas cités d'éruptions et de gangrènes spontanées d'origine hystérique, les seins sont aussi très souvent atteints ; peut-être est-ce parce que quelques-uns de ces cas devraient être rangés parmi ceux que nous étudions. La face elle-même n'est pas épargnée ; c'est ce que montrent les observations III, IV et V. Enfin on comprend très bien que la malade de Strümpell ait présenté des eschares dans les points les plus variés de son corps, puisqu'elle cohabitait avec l'agent de ces eschares.

La forme de l'élément prend parfois une importance considérable ; c'est quand elle reproduit la configuration de l'objet employé ou le geste qui l'a fait. On comprend que dans ces cas on soit rapidement mis sur le chemin du diagnostic de la supercherie. Ainsi Eversmann avait été frappé de ce fait que les placards de vésicules que présentait sa malade avaient toujours à peu près la même forme et la même grandeur. Rien d'étonnant à cela, puisque la malade en question se servait du même morceau d'emplâtre vésicant. C'est aussi la forme des eschares qui éveilla les soupçons de M. Derville ; sans en avoir la preuve matérielle, on peut dire qu'elles étaient faites dans ce cas avec un pinceau, ou un objet pouvant servir de pinceau, imbibé d'acide sulfurique

---

CHAPITRE II

Diagnostic

Il est inutile d'insister longuement sur l'intérêt considérable qu'il y a pour le médecin et pour la malade, mais surtout peut-être pour le premier, à découvrir la supercherie. Or ce n'est pas toujours chose facile et les observations que nous rapportons plus loin le montrent bien. On imagine avec peine qu'un individu puisse simuler une maladie et tromper les médecins pendant des années, et cependant cela existe. La malade de l'observation III entre dans le service de Strümpell avec le diagnostic de «gangrène spontanée»; elle était malade depuis 9 ans déjà. La malade de Krecke (obs. IV) fit de nombreux séjours à l'hôpital avant qu'on découvrît la supercherie ; c'était la treizième année de sa maladie. Par contre, dans les observations I et V, les soupçons furent éveillés dès le début.

Qu'est-ce qui met donc sur la voie du diagnostic ? Quelquefois c'est la lésion elle-même, quelquefois c'est le sujet qui la porte. Les dermatologistes, à qui ces malades sont généralement présentées, trouvent que l'affection ne peut être classée, étiquetée d'un titre quelconque, qu'enfin « ça ne répond à rien. » Telle est l'impression première. En regardant de plus près, on reconnaît la lésion élémentaire ; c'est une ulcération quelconque, ou une eschare. Mais on est frappé par sa forme insolite, ses dimensions inaccoutumées, par sa configuration rappelant plus ou moins celle d'un objet connu, tous caractères qu'on ne connaissait pas aux lésions spontanées de même nature. La multiplicité, le mode de groupement, l'évolution, enfin le siège peuvent aussi frapper l'observateur.

Du côté de la malade, c'est la présence des signes de l'hystérie, car on sait que les hystériques ont un état mental qui les porte assez souvent à la simulation. Ces signes ne sont pas toujours manifestes, il est vrai, et quelquefois on ne sera amené à les rechercher qu'après coup. La physionomie de la malade, le récit qu'elle fera de la genèse de son affection pourront aussi mettre sur la voie du diagnostic. Quelquefois ce sera la persistance d'un bon état général coexistant avec une multiplicité de plaies gangréneuses qui, si elles étaient spontanées, devraient s'observer sur un terrain d'une vitalité plus que médiocre.

Le signe révélateur est donc bien variable. Mais cela ne suffit pas, en particulier quand la malade se présente avec une éruption vésiculeuse ou bulleuse par endroits et ulcéreuse en d'autres ; les cas de zoster, de pemphigus, d'urticaire gangréneux d'origine hystérique existent bien : Tonnellier en rapporte de nombreux cas, d'autre part ils ont été plusieurs fois reproduits par la suggestion (1) ; on ne peut mettre en doute leur existence. La difficulté peut donc être quelquefois insurmontable.

C'est qu'en réalité il n'y a aucun caractère pathognomonique de la simulation que la prise en flagrant délit, et encore a-t-on quelquefois vu des hystériques qui simulaient la simulation. Mais le fait de les soupçonner constitue déjà un appoint considérable pour le médecin, car ici plus que jamais on peut souvent se dire après coup qu'il suffisait d'y songer.

Et dès que les soupçons sont éveillés, il reste au médecin la tâche souvent délicate de les transformer en réalités. La première condition à remplir est d'hospitaliser la malade ; c'est le seul moyen d'exercer sur elle la surveillance étroite absolument nécessaire pour dépister la supercherie. La malade quitte en entrant tous ses vêtements et la plupart ou même tous les objets dans lesquels elle pourrait dissimuler l'agent de ses blessures ; elle peut être observée d'une façon continue ; enfin le médecin a sur elle beaucoup plus d'autorité lorsqu'elle est isolée de sa famille. Puis il faut « savoir modifier, suivant les individus et suivant les cas, sa manière de procéder et ne jamais se

(1) Pitres, Leçons cliniques sur l'hystérie et l'hypnotisme. t. II.

Gilles de la Tourette, Traité clinique et thérapeutique de l'hystérie. Hystérie paroxystique, t. I.

décider avant d'avoir acquis une certitude » (1), à moins d'être sûr, qu'en intimidant la malade par une accusation ou une menace, on provoquera son aveu. Citons, à titre d'exemples, quelques-uns des moyens employés dans les cas que nous rapportons plus loin. La malade de M. Derville avoua spontanément lorsqu'elle sut que la police s'était mise en mouvement pour rechercher l'individu imaginaire qu'elle avait accusé de l'avoir brûlée avec du vitriol. Strümpell dut faire une perquisition minutieuse de la literie et des effets de sa malade, en prenant celle-ci à l'improviste. Krecke offre à sa malade de la présentes à ses collègues pour qu'ils s'apitoient sur son malheureux sort et lui procurent une place à l'hôpital; la malade ne voit pas le piège et revient avec une multiplicité et une variété de lésions qu'elle n'avait jamais présentées. A trompeur, trompeur et demi, cet axiome résume la conduite à tenir.

Puisqu'il s'agit d'hystériques, ne pourrait-on profiter du sommeil hypnotique pour obtenir leur aveu ? C'est là une question intéressante à plusieurs points de vue. Mais pour nous en tenir au côté pratique, nous croyons qu'on ne peut donner une opinion générale formelle et qu'il sera bon de s'inspirer dans chaque cas particulier des sages conseils que Gilles de la Tourette donne à propos du traitement de l'hystérie par la suggestion hypnotique, conseils qui s'appliquent

(1) M. Laugier. Maladies simulées. Nouveau Dict. de médecine et de chirurgie pratiques.

également à l'hypnotisme employé comme moyen de diagnostic. « L'hypnotisme n'est pas autre chose qu'un paroxysme hystérique qui est provoqué au lieu d'être spontané ; il agit comme les paroxysmes en modifiant profondément le terrain hystérique. Ce que le médecin qui essaye de déterminer le sommeil artificiel doit avoir constamment à l'esprit, c'est qu'il ne peut savoir à l'avance si les effets qu'il va produire, au lieu d'être curatifs, ne seront pas tout simplement désastreux. Au lieu d'un état calme pendant lequel le sujet se prêtera à ses suggestions thérapeutiques, c'est parfois une attaque qui fera son apparition et pourra être la première manifestation convulsive de l'hystérie. Avant de tenter l'hypnotisation, il faut faire une étude approfondie du malade et se dire qu'on risque souvent beaucoup pour gagner peu. Quelle sera l'attitude du médecin qui s'était posé en thérapeute en présence d'une attaque qu'il a lui-même provoquée et qu'il est le plus souvent impuissant à enrayer ?

« Pratiquement nous dirons qu'on ne sera autorisé à se servir de cet agent thérapeutique que chez les sujets hystériques où il n'y aura plus rien à perdre, c'est-à-dire chez ceux où une attaque ne comptera que pour peu de chose dans le bilan chargé de la névrose (1). »

(1) Gilles de la Tourette, Traité de l'hystérie.

CHAPITRE III

Pathogénie.

Nous sommes donc en présence de cas de simulation, puisque les sujets provoquent sur eux-mêmes des lésions qu'ils nient ensuite avoir faites et qu'ils disent être nées spontanément. Pris dans ce sens général, le mot de simulation est exact. Mais s'agit-il cependant de simulation vraie c'est-à-dire de « tromperie volontaire et réfléchie » (1) et ces malades sont ils des « simulateurs de mauvaise foi » (2) ? Nous ne le pensons pas et nous allons essayer de donner les raisons de notre opinion en cherchant à établir le mobile auquel obéissent ces hystériques.

Pendant longtemps les hystériques ont été accusés de simulation. Au XVIe siècle, Ambroise Paré, dans une ébauche de leur état mental, reconnaît leur ten-

(1) Desjars, Les récits imaginaires chez les hystériques, *Th.*, Paris, 1899.

(2) Giraud, Etude sur les blessures simulées dans l'industrie, *Th.*, Paris, 1895.

dance aux récits imaginaires. « Ils sont, dit-il, docteurs de mensonge, racines de malices et pour le dire en un mot, ils ont un incomparable artifice de tromperie. » Au XVIIIe siècle, Raulin décrit « ces maladies dans lesquelles les femmes inventent, exagèrent et répètent toutes les différentes absurdités dont est capable une imagination dépravée. » Au XIXe siècle, Legué dit que « chez ces malades, la simulation et le mensonge sont une véritable passion. Elles y emploient toutes les ressources de leur imagination ; elles y mettent une ténacité et une persévérance vraiment incroyables. » (Desjars.) « Ce besoin de simuler, dit Huchard (1), d'attirer l'attention... ce désir de faire parler d'elles, sont tellement irrésistibles qu'ils les poussent souvent à se déchirer, à se mutiler, et même à jouer la comédie du suicide. »

Mais il est bon de citer parallèlement les noms de Montaigne, de Jean de Wier, le célèbre « avocat des sorciers » et surtout de Pinel, qui virent dans les possédées et les convulsionnaires non des coupables à châtier, mais des malades à guérir (2). Il faut y ajouter l'école moderne et ses maîtres, Charcot, Pitres, Gilles de la Tourette qui ont contribué à réhabiliter les hystériques en interprétant d'une façon plus scientifique cette tendance au mensonge.

A quel mobile obéissent donc ces malades pour se mutiler de cette façon? On peut en invoquer plusieurs.

(1) Huchard, Traité des névroses (1883).

(2) Duponchel, De la folie hystérique, *Th.* Paris, 1874.

Le premier qui vienne à l'esprit de ceux qui ne connaissent pas l'état mental des hystériques est qu'il s'agit de paresseux qui essaient de se soustraire au travail ; c'est certainement le mobile le plus répandu par le monde : c'est celui de l'ouvrier qui veut obtenir une indemnité en exagérant les conséquences d'un accident, c'est celui du conscrit qui veut échapper à l'obligation du service militaire. Ce mobile n'est peut-être pas tout à fait étranger au cas de la malade de l'observation IV, qui désirait beaucoup passer le reste de ses jours à l'hôpital ; mais il n'est pas le seul cependant, d'après Krecke lui-même. D'ailleurs nous doutons fort qu'une personne ait la constance de se mutiler de cette façon pendant treize ans dans l'espoir très vague d'entrer à l'hospice, si elle n'est pas douée d'un état mental spécial. Ce mobile est encore moins acceptable pour la malade de l'observation I. « Il ne nous paraît pas admissible, dit M. Derville, que ce soit la paresse qui l'ait invitée à se mutiler et qu'elle soit venue à l'hôpital uniquement pour ne fournir aucun travail. Pendant son séjour à la Charité, elle s'est montrée, en effet, assez active ; elle a accepté de faire tous les travaux qu'on lui proposait et parfois même des travaux peu intéressants. Nous ne pouvons supposer non plus, comme elle l'a dit d'ailleurs, qu'elle ne se trouvait plus bien dans la maison où elle était domestique. En effet, lorsqu'elle fut guérie de ses premières lésions et qu'elle quitta l'hôpital, elle se rendit immédiatement chez ses anciens patrons et y resta jusqu'à sa deuxième brûlure.

Aurait-elle agi de cette façon, si le prétexte qu'elle a invoqué pour expliquer sa deuxième tentative eût été vrai ? Certainement non (1). » Dans plusieurs autres observations, il a été établi que les malades en question n'avaient pas besoin de se livrer à un travail pénible pour vivre aisément.

Mais, dira-t-on encore, c'est pour attirer l'attention que les hystériques agissent de la sorte. Etrange façon d'attirer l'attention que celle qui consiste à se blesser, se brûler, par conséquent à souffrir et à conserver des cicatrices indélébiles. L'anesthésie favorise quelquefois, il est vrai, mais non toujours, ces manœuvres. Tonnellier, pour rejeter la simulation dans les cas de gangrène spontanée qu'il étudie, invoque la coquetterie féminine qui empêcherait les hystériques de provoquer la formation de cicatrices sur les parties découvertes de leur corps, et particulièrement sur leur visage ; cet argument vient aussi à l'appui de notre thèse, car si nos malades se sont mutilées elles-mêmes et en particulier sur la face c'est que véritablement elles étaient des malades et ne jouissaient pas de toute leur raison. D'ailleurs les hystériques qui veulent se rendre intéressantes et faire parler d'elles, et elles existent, emploient des moyens inoffensifs ; ce sont ceux de tout le monde ; ils n'appartiennent pas plus aux hystériques qu'aux autres malades, et pas plus aux malades qu'aux gens bien portants.

(1) Derville, Journal des sciences médicales de Lille, n° 36, 1901.

Cependant Charcot reconnaissait volontiers aux hystériques ce talent d'exciter l'attention et même de tromper pour le plaisir de tromper. « On se surprend quelquefois, dit-il, à admirer la ruse, la sagacité et la ténacité inouïes que les femmes qui sont sous le coup de la grande névrose mettent en œuvre pour tromper..., surtout lorsque la victime de l'imposture doit être un médecin. » Et ailleurs : « Le besoin de mentir, de tromper, parfois sans intérêt, par une sorte de culte de l'art pour l'art, en vue de faire sensation, d'exciter la pitié, etc... est chose vulgaire chez les hystériques. » Mais, étant donné le caractère variable et versatile de l'hystérique, si l'on admet ce mobile désintéressé de l'art pour l'art, il doit être passager, fugace, et donner lieu à des extravagances de courte durée et non à des séries d'actes toujours identiques qui sont plutôt le fait d'une mentalité spéciale. Ces extravagances rappellent celles que commettent parfois les enfants, et l'on a dit aussi que les hystériques étaient de grands enfants. Mais cette explication est toujours passible de la même objection. Car la persévérance, l'entêtement des malades que nous étudions sont vraiment remarquables ; on ne les rencontre pas à ce degré chez des individus sains.

Nous pouvons donc dire que ces actes relèvent d'un état mental particulier. N'est pas simulateur qui veut, a dit Lasègue, et le seul fait de simuler sans motif plausible est un acte pathologique.

Il nous reste maintenant à définir cet état mental. Il est de mieux en mieux connu aujourd'hui, depuis que M. le professeur Joffroy a montré (1) que l'hystérie se développait toujours sur un terrain tout préparé, celui de la dégénérescence mentale.

Mais déjà avant d'admettre cette étroite relation entre l'hystérie et la dégénérescence, on tendait à distraire les perversions mentales que présentaient les hystériques du caractère hystérique lui-même. « Certainement il y a des simulateurs, dit Gilles de la Tourette, et ces simulateurs peuvent être hystériques, mais ils ne simulent pas, croyons-nous, du fait de leur hystérie. Il y a toujours eu de par le monde des êtres pervers, menteurs, des cerveaux mal conformés, des dégénérés en un mot, comme on les appelle aujourd'hui, ou mieux des déséquilibrés, ainsi que les dénomme plus justement M. Charcot ; ils peuvent être hystériques, mais ils n'en sont pas moins dégénérés. L'hystérique est un être tout autre ; son cerveau ne se prête pas aux combinaisons de longue durée, il est esclave de la suggestion du moment (2). »

Ballet et ses élèves, Legrain, Tabaraud montrent ensuite l'association fréquente de l'hystérie et de la dégénérescence « et en admettant même que chacune des deux maladies vive de sa vie propre sans jamais se confondre, elles ne laissent pas de s'influencer réciproquement... De là à dire que l'hystérie fait en quelque sorte partie de la dégénérescence, qu'elle doit

(1) Congrès des aliénistes et neurologistes de Clermont-Ferrand, 1894.

(2) Traité de l'hystérie, Hystérie normale.

en être considérée pour ainsi dire comme un des syndromes, il n'y a qu'un pas à franchir (1). »

Ce pas est presque franchi aujourd'hui et Legry a mis au point la question dans sa thèse (2) en développant les principes posés par M. le professeur Joffroy lors du congrès de Clermont-Ferrand. Il y montre en particulier que dans les deux névroses les altérations du mécanisme mental sont identiques. Ces altérations vont nous donner la clef de la pathogénie des mutilations bizarres que nous avons décrites.

L'affaiblissement de la volonté est un des caractères principaux de l'état mental des hystériques ; c'est l'aboulie, qui empêche l'hystérique de résister à une impulsion, de chasser une obsession. On sait d'autre part qu'un signe aussi important de la grande névrose est la suggestibilité, qui, pour Gilles de la Tourette, résume même tout l'état mental de l'hystérie. Ceci posé, qu'une pensée frappe la malade, elle deviendra bientôt idée-fixe, puis se transformera en réalité. Ce mécanisme est bien indiqué par Desjars à propos des récits imaginaires des hystériques. « On peut l'expliquer, dit-il, par la désagrégation mentale, le dédoublement de la conscience des hystériques ; le moi supérieur, conscient, n'ayant plus que peu ou pas d'autorité sur le moi inférieur, celui-ci fonctionne de son côté, d'une façon plus indépendante ; c'est cette

(1) Tabaraud, Des rapports de la dégénérescence mentale et de l'hystérie, *Th.*, Paris, 1888.

(2) Legry. Rapports de l'hystérie et de la dégénérescence, *Th.*, Paris, 1899.

seconde intelligence qui est si suggestible, c'est elle qui crée ces rêves, ces récits imaginaires, ces idées-fixes, à l'abri du contrôle de la véritable conscience ; par conséquent, ces récits peuvent être faits avec la meilleure bonne foi. »

Ce mécanisme s'applique parfaitement aux cas que nous étudions, et ils pourraient prêter à d'intéressantes considérations médico-légales puisque les actes des hystériques y sont à peu près inconscients et involontaires.

Chez la malade de l'observation I, nous assistons pour ainsi dire à la genèse de l'idée fixe. La malade s'était brûlée une première fois accidentellement en renversant par mégarde sur sa main le flacon qui contenait l'acide sulfurique. Dès lors est née chez elle, par auto-suggestion, l'idée fixe, l'obsession, à laquelle elle n'a pu résister à cause de l'affaiblissement de sa volonté, de se brûler de nouveau. M. Joffroy nous a dit avoir observé ce mécanisme d'une façon très nette chez une hystérique qui se faisait des ecchymoses ; c'est une mutilation voisine de celles que nous étudions. La malade en question s'était un jour fait des ecchymoses en se heurtant pendant une crise aux objets qui l'entouraient. Comme à ce propos M. Joffroy signalait à ses élèves les cas d'ecchymoses spontanées qu'on voit quelquefois chez les hystériques, à partir de ce jour la malade présenta de nombreuses ecchymoses siégeant toutes sur la moitié gauche du corps. Cette localisation éveilla l'attention et la malade finit d'ailleurs par avouer qu'elle les provoquait en se frappant avec sa main droite. Dans les autres cas où l'on n'a pas signalé la chose il est très possible qu'au début il y ait toujours un fait qui ait frappé la malade et qui ait servi de point de départ à toute la série des accidents.

La suggestibilité, l'aboulie, la sub-conscience, tels sont donc les éléments nécessaires et suffisants pour expliquer les auto-mutilations des malades dont nous allons maintenant rapporter l'observation.

CHAPITRE IV

Observations.

Voici, d'après nos souvenirs personnels et les notes recueillies par MM. Deshusses et Piet, internes des hôpitaux (1), l'observation de la malade que nous avons vue à Lille. Nous la donnerons tout entière quoique nous n'en voulions étudier qu'un point particulier, mais il faut laisser les faits dans leur cadre pour ne pas les dénaturer.

Observation I

C'est à la consultation dermatologique de M. le professeur Derville, le 18 mars 1901, que nous voyons M. J..., pour la

(1) Derville, Journal des sc. médicales de Lille, n°s 35 et 36, 1901.

première fois. Elle y était amenée par M. le docteur Franchomme, pour des lésions gangréneuses de la peau de l'avant-bras et de la main gauche. Mais donnons de suite ses antécédents et héréditaires qui ne manquent pas d'intérêt.

M. J..., servante, est âgée de 18 ans. C'est une fille forte et bien développée, au teint coloré. Son père est mort dans une maison d'aliénés ; sa mère aurait succombé à une fièvre puerpérale (?) en lui donnant le jour. Cinq de ses frères et sœurs sont morts ; une de ses sœurs est décédée à l'hospice général ; elle était gibbeuse, sourde et muette. Il lui reste quatre frères ou sœurs ; une de ces sœurs a eu des abcès multiples.

Dans son enfance, M. J... fut bien portante. Elle ne se souvient d'avoir eu qu'une affection oculaire dont elle ne peut préciser la nature et dont il ne reste aucune trace. Elle fut réglée pour la première fois à 17 ans, puis resta pendant cinq ou six mois sans avoir de menstrues, mais présenta, de temps à autre, des épistaxis supplémentaires. Il y a un an environ, elle aurait eu, pour la première fois, une crise nerveuse ; depuis lors elle en a assez fréquemment, surtout quand elle est contrariée.

En septembre 1900, elle entre à l'hôpital de la Charité pour une plaque rouge développée sur la joue droite ; cette plaque est saillante et présente un bourrelet assez net. L'analogie avec l'érysipèle est donc assez marquée, mais durant tout le séjour de la malade à l'hôpital, on ne constate chez elle aucune élévation thermique. M. J... reste à l'hôpital pendant six semaines, présentant des alternatives d'amélioration et d'aggravation ; parfois le cuir chevelu et la joue gauche étaient envahis ; mais toujours la température resta normale. A cette époque, elle eut de fréquentes épistaxis coïncidant avec des troubles menstruels.

Elle sortit de l'hôpital presque guérie, mais y rentra trois ou quatre jours après, avec les mêmes accidents. Elle reste cette fois deux semaines et sort guérie.

Huit jours après, nouvelle admission pour les mêmes accidents. Son séjour se prolonge jusqu'en décembre, et elle présente, avec un caractère bizarre, de la chorée hystérique et plusieurs crises typiques d'hystérie.

De la fin de décembre 1900 à la fin de janvier 1901, elle reprit son service et sa santé fut satisfaisante. C'est à cette époque que débutèrent les accidents pour lesquels elle vient consulter et voici, au dire de la malade, dans quelles conditions ils apparurent.

Le 26 janvier, elle était occupée à nettoyer un parquet et se servait d'acide sulfurique. Par mégarde, elle brisa le flacon rempli de caustique et l'acide se répandit sur sa main et son avant-bras gauches. Il en résulte une dizaine de petites brûlures sur le dos de la main et une plaie transversale large d'environ un centimètre et longue de 4 centimètres sur la face dorsale de la partie inférieure de l'avant-bras. Bien que cet accident fût arrivé le matin, la malade n'en parla à sa patronne que le soir et M. le docteur Franchomme, appelé, lui donna ses soins.

Au bout de trois ou quatre jours, apparurent sous le pansement, sur le dos de la main, de nouvelles brûlures, dont l'une assez étendue, siégeait au niveau de l'apophyse styloïde du radius; la malade dit naïvement qu'à leur niveau le pansement présentait des parties brûlées, comme enlevées à l'emporte-pièce.

Huit jours après, apparition d'une nouvelle brûlure, large de un centimètre et demi, allongée transversalement, parallèle à l'une des précédentes, et occupant le tiers moyen de l'avant-bras, toujours sur sa face postérieure.

Le 18 mars, lorsque M. Derville l'examina, voici quel était l'état des parties malades. Sur le dos de la main, dix brûlures toutes cicatrisées, sauf une ou deux, et ayant laissé des cicatrices brunâtres; l'une d'elles, plus large et recouverte d'une croûte, occupe la région de l'apophyse styloïde du radius.

Sur la face postérieure de l'avant-bras, on trouve deux eschares brunâtres, s'étendant transversalement d'un bord à l'autre de l'avant-bras et disposées parallèlement. Ces deux eschares, qui sont en voie d'élimination, ne paraissent pas profondes et elles ont exactement la même forme. Toutes deux sont un peu plus larges vers le bord interne de l'avant-bras et en se prolongeant en dehors, elles affectent une régularité parfaite.

La lésion située à la partie inférieure de l'avant-bras présente, en outre, une particularité intéressante. De son extrémité interne se détachent deux eschares linéaires, noirâtres également : l'une descend obliquement vers le bord externe de l'avant-bras, où elle se recourbe pour décrire un tour et demi de spire et s'arrêter par une extrémité effilée ; l'autre contourne le bord interne de l'avant-bras et descend obliquement sur sa face antérieure pour se terminer à une petite distance du bord externe du membre, non loin de la terminaison de la petite eschare précédente.

L'aspect si particulier de ces deux petites eschares, se confondant à leur origine avec l'eschare principale, fait penser immédiatement à un liquide caustique qui, appliqué en excès, a coulé, et a produit les deux prolongements escharotiques ci-dessus décrits. En même temps l'idée d'une supercherie s'impose à l'esprit et M. Derville conseille de faire appliquer un pansement assez serré et remontant assez haut.

Ces deux conditions ne furent malheureusement pas remplies et lorsque la malade revint à la consultation, *le 22 mars*, son pansement s'était très relâché et une nouvelle eschare était apparue sous l'extrémité supérieure de la bande. M. J... raconta alors que la veille elle avait ressenti à la partie supérieure de l'avant-bras de petits picotements. Lorsque le pansement fut ôté on put constater dans cette même région, parallèlement aux deux eschares déjà existantes, une plaque d'un blanc mat, présentant les mêmes dimensions et la même disposition que la plaie du tiers moyen. Cette plaque blanc mat était bordée d'un très fin halo rosé ; elle était insensible à la piqûre et évolua comme les lésions précédentes.

En présence de ce fait et sans faire part de ses soupçons à la malade, M. Derville fit appliquer une couche épaisse de magnésie, disant aux élèves qui l'entouraient (et ce dans un but de suggestion) qu'il voulait saturer et neutraliser l'acide qui avait pu rester. Par dessus, il mit une couche de gaze, une couche d'ouate, puis une bande de tarlatane allant depuis la racine des doigts jusqu'au milieu du bras. Enfin sur le pansement il écrivit au crayon le mot de « magnésie ». De cette façon il était impossible à la malade de tenter une nouvelle application de caustique sans ôter le pansement, et comme elle serait dans l'impossibilité de le réappliquer exactement, on n'aurait aucune difficulté à le constater.

A partir de cette époque, aucune nouvelle eschare n'apparut ; mais la longueur de la cicatrisation décida la malade à entrer à l'hôpital, *le 9 avril.*

A ce moment elle présentait sur la joue droite une plaque congestive, érysipélatoïde, sans relief bien marqué, sans fièvre et absolument analogue à celles qu'elle avait présentées vers la fin de l'année précédente. Ces accidents congestifs disparurent en quelques jours sans aucun traitement.

Les plaies du bras gauche guérirent lentement sous des pansements au salicylate de bismuth ; de temps à autre les cicatrices s'ulcéraient sous l'influence du grattage et des coups que la malade se donnait pendant ses attaques d'hystérie. Car pendant ce séjour à l'hôpital qui dura quatre mois, M. J... présenta un certain nombre de manifestations de la névrose : des crises d'abord, avec sensations d'étouffement, dyspnée, mouvements violents et incoordonnés du corps et des membres, crises qui se renouvelaient plusieurs fois par semaine, à la moindre contrariété ; puis des attaques de mutisme dont la durée ne dépassait pas quarante-huit heures, et une aphonie qui dura des semaines, malgré les traitements employés ; enfin on put constater chez elle une hémianesthésie gauche et une bizarrerie de caractère qui faisait qu'elle pleurait, riait sans motif et cherchait à se faire remarquer par ses excentricités.

Dans les premiers jours de mai, M. J..., trouvant un petit carré d'emplâtre vésicant, se l'appliqua dans l'espace interdigital du médius et de l'annulaire gauches. Il en résulta une phlyctène et une petite excoriation consécutive. On put la prendre en flagrant délit, pour ainsi dire, alors que le vésicatoire était encore en place et quand on lui demanda dans quel but elle l'avait appliqué, elle répondit : « C'est pour voir ce que cela ferait. »

Le 6 août, sans que rien eût fait prévoir une pareille détermination, la malade demanda brusquement, une demi-heure après la visite, à sortir de l'hôpital. Elle disait vouloir aller en pèlerinage à Saint-Omer pour guérir de son aphonie. L'interne lui exprima sa surprise et chercha à la retenir jusqu'au lendemain ; ce fut en vain.

A sa sortie, M. J... se rendit chez ses patrons ; mais elle fut ramenée d'urgence à l'hôpital, le dimanche *11 août* vers 11 heures du matin et voici le récit qu'elle fit à l'interne : le matin même, à cinq heures et demie, en se rendant à la messe, elle rencontra un individu qui lui tint des propos déshonnêtes ; elle le repoussa, mais ne put appeler au secours attendu qu'elle était toujours aphone ; or l'individu, pour se venger de son refus, lui jeta du vitriol qui l'atteignit à la cuisse droite.

On trouve en effet dans cette région, sur la face antérieure et vers la partie moyenne de la cuisse, une plaque de coloration gris verdâtre, grande comme la paume de la main ; puis, à quelques travers de doigt au-dessus, une plaque analogue, mais de la dimension d'une pièce de cinq francs. On n'oublia pas de chercher si les vêtements de la malade portaient quelques brûlures et si ces brûlures coïncidaient avec la situation des eschares de la cuisse ; mais M. J... avait changé de vêtements avant de se rendre à l'hôpital.

Admise dans le service de chirurgie, c'est là qu'elle guérit brusquement de son aphonie et dans les circonstances suivantes. Le 13 août à 8 heures du matin, l'une de ses voisines vint à mourir, elle en fut si saisie qu'elle poussa un cri et depuis lors put parler à haute voix.

Mais la nouvelle de l'attentat avait mis en mouvement la magistrature, le commissaire de police fut chargé de faire une enquête et de rechercher le coupable. C'est alors que M. J... avoua l'origine de ses nouvelles brûlures. Voulant, dit-elle, quitter la maison où elle était domestique, l'idée lui vint de simuler un attentat. Le dimanche, à l'heure dite, elle quitta la maison de ses maîtres, fit quelques pas dans la rue, puis rentra chez elle, renversa sur sa cuisse un verre de vitriol et monta auprès de sa maîtresse à laquelle elle fit le même récit qu'elle devait faire en arrivant à l'hôpital.

Cette description se rapproche plus, comme dit P. Janet, du roman de mœurs que de la clinique médicale. Elle est en effet curieuse par la multiplicité des manifestations de l'hystérie chez la malade qui en fait le sujet. Nous ne voulons pas la laisser passer sans souligner quelques-unes de ces manifestations. Nous avons, au cours de ce travail, fait suffisamment allusion aux brûlures de M. J... et à leurs caractères objectifs qui éveillèrent tout de suite les soupçons, nous n'y reviendrons pas. Mais la malade est intéressante à d'autres points de vue encore. Notons son hérédité très chargée, son mutisme et son aphonie, sa tentative de brûlure par l'emplâtre vésicant, mais surtout les lésions congestives qu'elle a présentées à la joue et l'accusation qu'elle a portée contre un individu imaginaire lors de sa dernière escapade.

L'éruption érythémateuse de la joue représentait-elle le premier stade, bien décrit par Renaut (1), de

(1) Renaut, Médecine moderne, 20 février 1890.

la gangrène spontanée de la peau d'origine hystérique ; ou bien était-elle aussi provoquée artificiellement par la malade? il ne nous est pas possible de nous prononcer.

Ce cas pourrait enfin prêter à des considérations médico-légales très intéressantes que nous ne faisons qu'esquisser en citant les paroles de M. Derville : « Si lors de sa deuxième tentative la malade avait persisté dans son récit, si le hasard eût voulu qu'un individu ait été vu à l'heure et à l'endroit où le prétendu attentat avait été commis, quelle eût été la situation de ce sujet vis-à-vis de la justice ? Est-il même exagéré d'admettre que l'hystérique qui, dès le samedi, avait imaginé tout ce roman, aurait pu donner au magistrat enquêteur le signalement d'un individu qui se fût trouvé par hasard sur sa route à l'heure où, suivant sa narration, la violence avait été consommée! On frémit à la pensée de cet innocent accusé, ayant contre lui toutes les apparences ! N'est-il pas fatalement destiné à succomber, à se voir flétri à jamais par une condamnation inique ! Et ne croit-on pas que la société soit en droit de prendre quelques mesures à l'égard de ces malheureuses malades ? » Ce fait rappelle la fameuse affaire de La Roncière, dans laquelle l'infortuné lieutenant fut condamné à dix ans de réclusion, et les hallucinations des « possédées » qui firent conduire au bûcher bien des innocents.

Observation II (1)

M. A..., âgée de 16 ans, sans profession, entre à l'hôpital de la Pitié le 6 mars 1900 pour une lésion cutanée de la partie supéro-externe de l'avant-bras droit.

Le début de l'affection remonte, d'après ses dires, au mois de *janvier 1899*. A cette époque, à la suite d'une piqûre par un morceau de bois, elle eut un panaris de l'extrémité de l'index droit qui fut traité par l'incision et des applications de compresses d'eau boriquée. Il dura deux mois environ : mais quelque temps après son début il se compliqua de lymphangite de l'avant-bras et d'adénite axillaire (celle-ci dura 15 jours). La lymphangite fut traitée par l'application de compresses de sublimé.

Dans le cours de ces applications survint, d'après la malade, une éruption de petits boutons blancs généralisée à tout l'avant-bras droit, mais plus confluente sur sa face externe ; ces boutons étaient de grosseur différente : les uns ressemblaient à des furoncles, les autres étaient plus petits. Leur apparition n'était annoncée par aucun phénomène subjectif, ni démangeaisons, ni picotements. Au début ces boutons se succédèrent sans interruption, revenant par poussées à intervalles irréguliers et sans cause apparente. Les contrariétés, les règles n'avaient sur eux aucune influence. Ces boutons étaient blancs au centre, ils s'ouvraient après une durée moyenne de 4 à 5 jours et laissaient échapper un liquide séro-purulent ; puis ils se cicatrisaient, mais très difficilement, la croûte se reproduisant plusieurs fois. La malade était alors traitée à Bruxelles par des bains de sublimé.

Dans la suite, les boutons de la face antérieure se cicatrisè-

(1) Nous devons cette observation à l'extrême obligeance de M. le docteur Thibierge que nous remercions bien sincèrement.

rent et l'éruption se localisa à la face supéro-externe de l'avant-bras droit. Ils apparaissaient généralement isolés, à intervalles irréguliers et avaient toujours la même évolution. La malade dit que tant que dura cette éruption elle souffrit de douleurs assez fortes, localisées au pourtour des boutons, mais profondes et non superficielles comme le sont les démangeaisons. C'était au mois d'avril ; elle habitait toujours Bruxelles.

En mai 1899. les lésions se localisèrent encore davantage et se fixèrent au niveau de la plaque actuelle et à son pourtour. La cicatrisation était toujours lente. M. Fournier la traita alors par les pointes de feu ; mais l'éruption n'en persistait pas moins. En septembre 1899 on la traitait par des emplâtres ; en décembre par l'électricité, puis de nouveau par des emplâtres à l'oxyde de zinc.

En janvier 1900. les lésions étaient à peu près les mêmes qu'aujourd'hui. Depuis cette époque il est toujours survenu quelques boutons, les uns volumineux, qui toujours étaient douloureux, contenaient un liquide louche ou purulent et dont la cicatrisation était lente.

Il y a quinze jours la malade va consulter M. Darier qui lui conseille un pansement occlusif ; enfin le 5 mars 1900, elle vient à la consultation de la Pitié et entre à l'hôpital.

Le 7 mars, on l'examine soigneusement et voici ce que l'on constate.

Il existe des lésions disséminées et des éléments plus ou moins confluents au niveau d'une plaque siégeant à la partie supéro-externe de l'avant-bras droit. Cette plaque revêt à peu près une forme triangulaire dont le sommet répondrait au bord externe du radius et dont la base, irrégulière, longue de 5 cent., tournée vers le bord cubital, serait située sur le milieu de la face externe de l'avant-bras. L'angle supérieur du triangle est à deux travers de doigt au-dessus du pli du coude. Cette plaque est formée d'éléments divers et à différents stades de leur évolution. Le plus récent, situé au sommet, sur le bord radial de l'avant-bras, et dont le début remonterait à 15 jours environ, est constitué par une petite croûte jaunâtre, surélevée, reposant sur une base rouge brunâtre. (Après deux jours, les limites de cette croûte étaient moins accusées ; la croûte elle-même était plus saillante, plus brune et analogue aux croûtes voisines.) A l'angle supérieur de la plaque, existe un élément plus ancien, dont la malade ne peut préciser le début ; c'est une petite eschare, régulièrement arrondie, déprimée à son centre et entourée de squames blanches et minces. Sur le côté inférieur de la plaque existe une croûte très élevée, avec pourtour blanchâtre, qui serait encore plus ancienne ; surle côté supérieur, deux éléments, dont l'un très petit, sont formés par des eschares aplaties, déprimées à leur centre, irrégulièrement triangulaires. Le reste de la plaque est constitué par du tissu cicatriciel rouge par endroits, squameux et légèrement infiltré à l'angle inférieur et au niveau de la base, blanchâtre ailleurs.

Au-dessous des croûtes, quand on les détache, on trouve tantôt des surfaces complètement réparées, rouges et légèrement violacées, tantôt des surfaces saignant facilement.

Les lésions disséminées se répartissent de la façon suivante : les unes entourent la plaque ci-dessus décrite ; les autres occupent l'avant-bras, la main du même côté, puis la main du côté gauche.

Au-dessus de la plaque d'abord — en dehors : une cicatrice saillante, squameuse, avec pourtour pigmenté ; — en dedans : une cicatrice pigmentée, rouge, non surélevée, plus large et plus irrégulière ; — au côté dorsal du pli du coude, sur la ligne médiane : un élément petit comme une lentille, squameux, avec collerette pigmentée brunâtre ; plus haut, au-dessus du pli du coude : un élément grand comme une pièce de 50 centimes, rouge au centre, entouré d'une zone brune diffuse. Au-dessous de la plaque — à 2 cm. environ, sur le bord radial : un élément rougeâtre, déprimé à son centre, à pourtour brun parcheminé ; — un peu au dessous : une lésion brunâtre, lisse et plane, rouge au centre ; — plus bas, une petite lésion squameuse.

Au-dessous de cet ensemble constitué par la plaque principale et les lésions les plus voisines, on constate sur les deux faces de l'avant-bras, des cicatrices blanchâtres, petites, nombreuses surtout sur la face antérieure, arrondies, sans saillie ni dépression, sans pigmentation périphérique, mais infiltrées et donnant à la palpation la sensation de grains de plomb ou de papules lichéniennes. Sur le bord cubital quelques-unes sont plus confluentes et un peu plus saillantes. Un peu au-dessus du poignet est une cicatrice blanche, allongée transversalement, résultat d'une brûlure remontant à 4 ou 5 ans. Enfin sur la face dorsale de l'articulation métacarpo-phalangienne du pouce existe encore une croûte surélevée, allongée suivant l'axe du doigt et dont le pourtour est légèrement brunâtre. Pour la malade ce serait la cicatrice d'une brûlure remontant à trois semaines et stationnaire depuis 15 jours, brûlure produite par l'application du doigt sur un fourneau. Sur l'extrémité de la pulpe de l'index on voit encore très nettement la cicatrice blanchâtre du panaris primitif.

Outre ces lésions du côté droit, on trouve sur la face dorsale de la main gauche, au niveau du quatrième métacarpien et vers son milieu, un élément croûteux irrégulier, déprimé, brun, à pourtour également pigmenté et entouré de petites croûtelles brunes ressemblant à des lésions de grattage. Pour la malade cette lésion remonterait à 15 jours et serait survenue après l'ingestion de moules : plusieurs boutons rouges seraient apparus en cet endroit. un peu différents des précédents, plus petits et sans contenu liquide ; la confluence de plusieurs d'entre eux aurait formé la lésion principale.

Sur toutes ces plaies on applique différents pansements, à l'oxyde de zinc, à la vaseline boriquée, et le 15 mars les croûtes sont tombées. On voit alors des pertes de substance régulières, profondes de un millimètre environ ; la plus récente est taillée à l'emporte-pièce et présente deux grosses saillies papillaires comme on en voit dans les brûlures superficielles.

Le 28 mars, la malade fait voir sur sa main droite des lésions bizarres. Sur la face dorsale de cette main, au niveau du troisième métacarpien, on voit une tache ovale à grosse extrémité inférieure, longue de 31 mm., de coloration jaunâtre et semblable à celle que donne la teinture d'iode, ou mieux l'acide nitrique. Dans la partie inférieure existe une petite ulcération, grosse comme une tête d'épingle, creusée en cupule et dont le fond est sanguinolent. Sur la cicatrice de l'articulation métacarpo-phalangienne du pouce existe également une tache jaunâtre peu étendue. La malade raconte que le 27, vers 4 ou 5 heures, elle a éprouvé tout d'un coup une douleur vive, qu'à ce moment même la tache est apparue avec un petit bouton dont l'épiderme serait tombé ce matin, ce qui aurait donné l'ulcération décrite plus haut. De plus la tache serait douloureuse. On pensa qu'il s'agissait d'une application de teinture d'iode, mais on n'obtint aucune réaction avec l'amidon, et par le frottement on ne put faire disparaître la coloration; on crut alors à une cautérisation par l'acide nitrique.

Le 29 mars, un petit liséré rouge-brunâtre entoure la petite ulcération qui s'accroît en largeur et en profondeur. Le 2 avril, elle atteint les dimensions d'une lentille; une croûte la recouvre, elle est toujours entourée d'une zone brunâtre. Le 4, la coloration foncée persiste, la croûte est déprimée à son centre. On applique un pansement à l'oxyde de zinc, et le 20 il ne persiste qu'une petite cicatrice brunâtre entourée d'une zone foncée qui desquame.

Le 21 avril, la malade montre une petite phlyctène purulente à côté de la cicatrice située un peu au-dessus du pli du coude. Le 24 avril, les cicatrices blanches de l'avant-bras qui existaient dès le début sont devenues plus saillantes et plus grandes. Les deux cicatrices situées au-dessous du pli du coude commencent à prendre les mêmes caractères.

Le 2 mai, la malade montre sur sa main gauche une petite tache brunâtre de coloration identique à celle de la main droite. Cette tache, grande comme une pièce de 50 centimes, siège au niveau de la face dorsale de la troisième articulation métacarpo-phalangienne.

Le 3 mai, on fait sur la main gauche de la malade la petite expérience suivante. On applique sur le dos du poignet de l'acide nitrique, grand comme une pièce de 2 francs; sur le bord cubital on fait un dessin avec le réactif d'Esbach; près des articulations métacarpo-phalangiennes, on applique de la teinture d'iode et sur la face dorsale de la première phalange des doigts on trace une raie à l'acide picrique. Le 4, la teinture d'iode a disparu. L'acide nitrique a déterminé une teinte rouge, douloureuse. Le 7, la coloration due au réactif d'Esbach a disparu; sur chaque phalange, il persiste encore une légère coloration jaune due à l'acide picrique. La petite tache jaunâtre de la troisième articulation métacarpo-phalangienne montrée le 2 mai par la malade a desquamé et va disparaître. Mais l'application d'acide nitrique a laissé une plaque rouge, large comme une pièce de 2 francs, lisse, légèrement surélevée, d'aspect lichénoïde et analogue aux cicatrices de l'avant-bras. Sur le dos de la main droite le petit point ulcéré de la tache jaune a donné une cicatrice brunâtre, légèrement saillante et à surface lisse. Un peu au-dessous du coude, les deux cicatrices qui existaient déjà au moment de l'entrée de la malade, sont saillantes, assez dures et entourées d'un liséré rouge. Sur la tache triangulaire de l'avant-bras existent maintenant des cicatrices chéloïdiennes, rosées, surtout marquées là où les éléments étaient en activité à l'arrivée de la malade. Les cicatrices disséminées de l'avant-bras sont également saillantes et dures. C'est dans cet état que la malade sort de l'hôpital le *10 mai*.

Donnons en terminant ses antécédents et l'examen de ses principaux appareils. Réglée à 14 ans, M. A... le fut toujours normalement. Elle n'a jamais eu de crises hystériques, mais elle est très nerveuse et dans ces dernières années elle a eu plusieurs attaques de somnambulisme; elle se levait pendant son sommeil, ou bien parlait tout haut en dormant. Pendant longtemps elle eut de l'incontinence nocturne d'urine et elle aurait eu des poussées fréquentes d'urticaire. Ses parents sont vivants et bien portants ; sa mère est cependant très nerveuse. Elle a deux sœurs et un frère, plus âgés qu'elle, tous bien portants.

L'examen de ses différents organes ne révèle aucune tare pathologique. Ses appareils digestif, pulmonaire et circulatoire sont sains. On ne trouve rien non plus du côté du système nerveux ; les réflexes plantaire, rotulien, cornéen et pharyngien sont normaux ; pas de modification de la sensibilité ; pas d'hyperesthésie du mamelon, ni de l'ovaire ; pas de rétrécissement du champ visuel ; audition normale. Au niveau des lésions cutanées, la sensibilité paraît être normale ; elle n'est pas exagérée au niveau de la plaque chéloïdienne ni à son pourtour, mais elle est légèrement diminuée au niveau du tissu cicatriciel blanchâtre.

Cette histoire comprend deux périodes : la première précède l'entrée de la malade à l'hôpital, la seconde correspond à son séjour à la Pitié. Durant ce séjour, on peut affirmer que la malade se brûlait avec de l'acide nitrique, quoi qu'elle n'ait jamais été prise sur le fait ; cela résulte de la simple lecture de l'observation ; mais c'est aussi la conviction de ceux qui la soignaient ; ainsi quand on lui demandait avec quoi elle se brûlait, elle avait un rire sournois qui la trahissait ; sa sœur, personne intelligente, avait la même conviction.

Quant à ses lésions antérieures, on peut évidemment émettre des doutes. Mais M. Thibierge n'est pas éloigné de croire que si elles n'ont pas été créées de toute pièce par la malade, elles ont pu être entretenues par elle, ce qui expliquerait leur longue évolution et leur récidive. M. Thibierge nous a dit aussi que l'examen histologique fait par M. Darier avait montré des lésions de nécrose dermique sans lésions vasculaires et sans réaction inflammatoire de voisinage.

Observation III

Strümpell. *Deutsche Zeitschrift für Nervenheilkunde,* 1892. — Ueber ein Fall von schweren Selbstbeschædigung bei einer Hysterischen (1).

Le 15 février 1890, Babette W..., âgée de 26 ans, fut envoyée par un collègue et ami à la clinique médicale d'Erlangen, avec cette indication qu'il s'agissait vraisemblablement d'un cas très remarquable et extraordinairement rebelle de ce qu'on appelle la « gangrène spontanée ». Au dire du médecin, la maladie en question existait depuis neuf ans déjà, et cela de telle manière que, tantôt au bras, tantôt aux jambes, parfois aussi au visage, sans cause appréciable, une rubéfaction et un œdème spécial de la peau apparaissaient, puis, au bout de peu de jours, se transformaient franchement en gangrène. Au sujet de la description faite de son affection par la malade elle-même, il y a lieu de faire remarquer ce qui suit : elle ne connaît pas de cas de maladie nerveuse dans sa famille ; jusqu'à l'âge de 17 ans, elle a été très bien portante et a pu se livrer sans difficultés notables aux durs travaux des champs ; un an après environ. elle a constaté une première « tache noire » qui a été suivie à des temps irréguliers. d'autres taches semblables ; il y a quatre ans elle a mis au monde deux jumeaux qui sont morts peu de temps après leur naissance ; au cours de la grossesse et toute l'année qui suivit aucune « tache noire » ne se produisit.

En novembre 1899, elle a eu une inflammation pulmonaire et, depuis ce temps, elle souffre d'attaques qui se produisent

(1) Thèse de Tonnellier

plus ou moins fréquemment (parfois six ou sept fois par jour) ; elle tombe par terre sans connaissance et a ensuite des crampes.

Lorsque la malade, après son admission, fut examinée par moi à la clinique, il existait seulement à la partie inféro-externe de la cuisse gauche, une ulcération profonde, de la grandeur de la main, à base enflammée et répandant une odeur désagréable. Cette ulcération existait, paraît-il, depuis quelques semaines. Il n'y avait pas d'autres manifestations du processus; en revanche la peau des deux jambes, des deux bras et de la joue gauche, était déformée par des cicatrices étendues, anciennes, rayonnantes et en partie hypertrophiques, ressemblant à celles que l'on observe à la suite de graves brûlures. On ne constata d'ailleurs aucun autre phénomène morbide sur cette jeune fille du reste pâle, délicate, peu intelligente et vive.

Le 19 février au matin, sur la peau du milieu du mollet gauche, on remarque une place à peu près grande comme la main, légèrement enflée et montrant une rougeur ressemblant à une tache et, sur celle-ci, nombre de petites vésicules. Le soir du même jour, l'inflammation avait continué, et au milieu de la place ci-dessus décrite, se trouvait déjà un endroit couleur jaune-verdâtre. La patiente se plaignait d'une cuisson et prévint qu'elle allait avoir une attaque. Cet accès se produisit en effet à six heures et demie ; il fut constitué par une attaque hystérique avec retournement des yeux en haut, allongement du tronc, mouvements convulsifs violents des bras et des jambes. Cette attaque cessa bientôt. On lui demanda comment elle pouvait reconnaître l'approche de l'attaque, elle répondit qu'elle ressentait une boule au niveau de l'estomac qui remontait au cou et à la tête et qu'alors elle tombait à la renverse.

Le lendemain 20 février, il s'était produit aussi à l'avant-bras gauche, une place vivement enflammée de la grandeur d'un thaler ; celle-ci, plus que la précédente, située au bas de la cuisse, me faisait encore plus penser à une dermatose artificielle, et comme par suite de l'attaque observée la veille, le diagnostic d'hystérie me paraissait encore plus évident, je conçus un soupçon. Le soir, alors que la malade était déjà couchée, je m'approchai d'elle à l'improviste, je la fis lever et aussitôt, je la conduisis dans une autre salle où elle fut enfermée. Ses effets et son lit furent alors soigneusement fouillés et l'on trouva caché dans ce dernier un morceau de soude caustique ! Ce morceau fut alors montré à la malade et elle avoua sans trop de difficultés s'en être servie depuis des années pour faire naître des ulcères. Par excès de précaution, nous fîmes l'*experimentum crucis* avec la matière trouvée et une dermatose semblable aux autres se produisit au bout de peu de temps : dès lors, je ne doutai plus : au moyen de cautérisations répétées, on pouvait déterminer un ulcère profondément enflammé.

Une circonstance m'a paru spécialement digne de remarque, c'est que la malade, après cette découverte, ne montra ni embarras, ni honte. Elle resta dans son hébètement habituel et stupide, et ce ne fut que pressée de questions qu'elle dit qu'elle s'était ainsi blessée « parce que la peau lui démangeait toujours. »

Il est de plus remarquable que la malade présentait une grande perversion du goût (la quinine lui plaisait plus que toute autre chose), et que, de plus, elle présentait une anesthésie considérable de la peau.

On pouvait lui enfoncer une aiguille dans un pli de la peau sans qu'elle ressentît la moindre douleur. Que cette anesthésie ait facilité les manipulations spéciales de la malade, cela est donc évident. Postérieurement à la découverte de la soude caustique, aucune inflammation nouvelle du tégument ne se produisit, les anciennes plaies commencèrent à guérir et la malade fut bientôt renvoyée sur sa demande même.

Strümpell, après avoir rapporté ce cas, se demande aussi à quel mobile a pu obéir sa malade pour se faire de pareilles blessures et tromper ainsi sa mère et son médecin. La manie de se rendre intéressante, si elle a joué un rôle par la suite, n'a pu être la cause primordiale ; la malade était une personne sans instruction et faible d'esprit. La paresse ne peut être invoquée non plus, car la mère de la malade était dans une situation aisée et sa fille n'a jamais eu besoin d'aucun secours. Aussi Strümpell admet une impulsion irrésistible (Zwangshandlung) due à un état d'esprit spécial.

Observation IV

Krecke, *Müncheur med. Wochenschrift*, 1895. — *Ueber die Selbstbeschædigung der Hysterischen.*

W... Thérèse, 61 ans, journalière, domiciliée à Münich.

Antécédents. — Le père et la mère sont morts, de cause inconnue. Sur la destinée de ses frères et sœurs, la malade ne peut donner que ces renseignements : une sœur est morte idiote, une autre a les jambes paralysées.

Quant à elle. elle a souffert considérablement dans son enfance de maux de tête et de gonflement des pieds. En outre elle a souvent des pertes de connaissance associées à une sorte de mal épileptiforme ; elle n'a jamais été paralysée, mais elle a perdu plusieurs fois la parole. A 35 ans, elle fut atteinte, dit-elle, d'une fièvre froide dont elle souffrit pendant vingt-quatre ans. Réglée pour la première fois à 13 ans, ses menstrues cessèrent alors pendant un an pour revenir ensuite régulièrement toutes les quatres semaines (jusqu'en 1881). A 17 ans, elle mit au monde son seul enfant qui mourut bientôt.

En 1881 apparut pour la première fois et spontanément une ulcération sur le bras gauche qu'avait précédée une forte fièvre de poitrine (Brüstfieber). Presque en même temps apparurent aussi d'autres ulcérations sur la jambe droite. Ces plaies prirent un tel aspect que la malade dut être admise à l'hôpital, elle en sortit non guérie. Alors les ulcérations envahirent différents points des bras et de la face. La malade fut soignée par plusieurs médecins et dans plusieurs hôpitaux ; souvent les plaies s'amélioraient, mais elles ne guérissaient jamais complètement.

Etat actuel, le 27 mars 1893. — La malade est d'une moyenne taille, d'une ossature ordinaire, d'un état général passable. La peau présente dans la région des quatre membres et de la face des modifications importantes. A la face et principalement au front, puis sur les deux joues et le menton, se trouve une série de cicatrices blanches plus ou moins grandes et de formes très variées. Elles n'intéressent que la peau et nulle part on ne voit d'adhérence aux parties profondes. Sur le bras droit on voit des cicatrices analogues, ordinairement un peu plus étendues qu'à la face. Le plus grand nombre occupe le côté de l'extension de l'avant-bras ; elles remontent jusque vers le milieu du bras. La main et les doigts ne sont intéressés qu'à un faible degré. Sur le bras gauche se trouvent des cicatrices identiques à celles du côté droit ; mais en outre il y a des processus récents d'un autre ordre. Un peu au-dessus du coude on voit un eschare sèche, noire, grande de 10 pfennigs. Ses bords sont nettement arrêtés du côté de la peau saine qui est légèrement rouge dans le voisinage ; ils sont légèrement soulevés par places et laissent apercevoir pas-dessous une plaie grisâtre. En outre de cette grande eschare on voit disséminés irrégulièrement sur l'avant-bras une série de points de la grosseur d'une tête d'épingle. Quelques eschares atteignent presque les tissus sous-cutanés et sont environnées d'une légère rougeur. Ailleurs on peut voir comment elles se détachent à leur périphérie et comment apparaît sous elles une surface cruentée rouge ou grise. Quelques-unes se laissent détacher à la pince ; elles recouvrent une grande ulcération à fond détergé. Les plaies débarrassées de leur eschare deviennent dès lors plus faciles à trouver ; toutes tendent à guérir en se cicatrisant par leur périphérie. A la jambe droite se trouve un nombre restreint de cicatrices de même nature qu'au bras. Les processus récents y font défaut. A la jambe gauche on ne voit que deux petites cicatrices.

Suite de l'observation : Je dois dire que dès le premier examen ce cas ne me parut pas clair. Je pensais néanmoins à la syphilis quoique les signes ne concordassent pas du tout. Mais la solution ne devait pas tarder.

On appliqua un emplâtre quelconque et la malade revint le 30 mars. En ôtant le pansement il me sembla qu'il avait été changé par la malade. Je lui demandai des explications et elle me répondit qu'elle avait ressenti dans le bras une si violente démangeaison qu'elle avait dû enlever le pansement.

Grande fut ma surprise lorsqu'après avoir ôté l'emplâtre je vis dans la région du coude une eschare récente, grande presque comme une pièce de deux marks et de la même nature que celles décrites plus haut. Une pareille destruction de la peau ne pouvait en si peu de temps être due qu'à une influence extérieure et la ressemblance de ce cas avec celui que j'observai avec Strümpell me frappa. Après réflexion, il fut clair pour moi que tous les symptômes de l'affection présente se comprenaient très bien comme étant le résultat d'une *auto-mutilation (selbstbeschædigung)* ; il ne restait plus qu'à prouver cette cause nocive.

Peu après on rechercha les symptômes de l'hystérie. Les anamnestiques rapportés plus haut (céphalée, chute avec perte de connaissance, aphonie) et l'existence d'affections nerveuses chez les sœurs de notre malade prouvent bien qu'il s'agit de manifestations hystériques. De plus à l'examen des signes objectifs on trouve aux membres et à la face une analgésie prononcée, moindre sur le tronc ; on peut transpercer avec une aiguille un pli fait à la peau sans que la malade manifeste aucune douleur.

J'espérais maintenant, après le cas de Strümpell, en surveillant la malade à l'hôpital, observer de plus près la production de ces plaies. *Le 24 avril*, la malade fut admise à ma clinique et, le jour même, pendant qu'elle était au bain une perquisition attentive fut faite dans ses vêtements. Mais on ne trouva rien qui puisse être employé pour produire ces lésions. On pouvait alors prévoir que pendant le séjour à l'hôpital aucun point de gangrène ne se montrerait. Et de fait, pendant les dix jours que dura ce séjour aucune nouvelle eschare n'apparut et les anciennes plaies guérirent lentement sans traitement spécial.

Le 2 mai, on laissa sortir la malade en lui ordonnant de rentrer le lendemain. Nous pensions ainsi que les jours suivants apparaîtraient vraisemblablement de nouvelles lésions. Mais il nous fut donné d'en voir plus que nous n'en attendions.

Le 3 mai la malade revint. Le bras gauche était parsemé d'eschares récentes. Elles n'étaient pas noires, mais grises, et présentaient à leur centre un point plus foncé. Sur les plus grandes on voyait plusieurs de ces points foncés.

Mais en outre des eschares il y avait encore autre chose à voir. En quelques points isolés la peau était d'une rougeur diffuse et surmontée de petites vésicules jaune clair de la grosseur d'une tête d'épingle à une lentille. En dehors du bras gauche les mêmes altérations se rencontraient au visage où l'éruption vésiculeuse était la plus forte et sur la jambe droite où l'on voyait des eschares grandes comme un mark.

En face de cet état de choses il n'y avait plus à se demander quelle était la cause de ces différentes lésions cutanées ; mais il s'agissait de montrer de quelle façon la malade se faisait ces blessures. Sur ce point elle seule pouvait nous donner un éclaircissement. Mais il fallait la présenter à la Société médicale avant de lui demander ce dernier mot parce qu'on ne pouvait savoir si elle n'opposerait pas de la mauvaise humeur à nos questions et n'échapperait pas à nos soins.

Il était à souhaiter que pour la démonstration à la Société médicale les lésions fussent nombreuses et variées au plus haut degré ; ce à quoi on arriva par l'emploi d'un petit artifice. Après avoir quitté le service, la malade cherchait à me persuader de la nécessité pour elle d'un séjour à l'hôpital, vu qu'elle s'était très bien trouvée des bons soins qu'elle y avait reçus tandis qu'après sa sortie ses mauvaises plaies s'étaient rouvertes. Je ne pouvais cependant l'accepter de nouveau, ni essayer de la faire admettre quelque part pour qu'elle eût une « plætzchen » comme elle disait. Je lui dis alors que je ne pouvais que peu de chose pour elle, mais que je tenais à la présenter à la Société médicale et qu'elle aurait intérêt à y montrer ses plaies dans le plus mauvais état.

Elle ne se le fit pas dire deux fois et à la réunion suivante je pus montrer dans leur plus grand développement les différentes lésions, la rougeur, les vésicules, les eschares anciennes et récentes, les ulcérations, les cicatrices.

Le lendemain je lui dis à brûle-pourpoint qu'elle seule provoquait ces lésions et que j'étais complètement renseigné sur la façon dont elle s'y prenait pour les faire. Naturellement elle se récria contre l'horreur d'un pareil soupçon. Mais finalement : « Qu'y puis-je, dit-elle, quand il me faut tant travailler et tant laver, et qu'en lavant la pierre à lessive (Laugenstein) me ronge toujours la peau ! »

Nous connaissions dès lors au moins le moyen. Nous nous procurâmes la pierre en question et fîmes avec elle en différents endroits du corps de la malade des cautérisations, les unes superficielles, les autres profondes, les premières en faisant des traits légers, les secondes en maintenant appliquée contre la peau une pointe de la pierre. Le lendemain tel fut le résultat : aux endroits cautérisés superficiellement il y avait de la rougeur et une éruption de petites vésicules. aux autres une eschare grise avec un point foncé au milieu, exactement ce que nous avions observé. Le point sombre correspondait au point d'application de la pointe caustique ; le reste de l'eschare était produit par le liquide corrosif qui se formait autour d'elle.

Si nous n'avions pas l'aveu de la malade, la chose était cependant bien claire pour nous. Depuis lors elle est sous notre constante surveillance et pansée deux fois par semaine. (La malade nous a quitté pour des raisons étrangères vers le milieu de juin 1894.) Les eschares allaient et venaient d'une façon irrégulière ; mais la malade ne les a jamais laissé guérir complètement ni définitivement.

En même temps nous avons fait différentes remarques qui sont d'un grand intérêt au point de vue de l'état mental de la malade. Il ne se passa pas une semaine sans qu'une lettre fût mise à la poste par elle ; après les remarques usuelles sur notre bonté et son malheur, venait la demande pressante, « à mains suppliantes », qu'on eût pitié d'elle et qu'on lui accordât une « Plætzchen ». Les lettres sont toutes faites sur le même modèle, comme d'après un guide épistolaire.

Au mois de septembre arriva une lettre écrite par la malade, mais signée par une main étrangère ; cette autre personne annonçait que W... avait quitté son logement depuis 24 heures et qu'on la soupçonnait d'avoir attenté à ses jours. Cependant, le lendemain, la malade se présenta à la consultation, les vêtements mouillés jusqu'aux hanches. Comme nous lui en demandions la cause, elle raconta qu'elle avait tenté de se noyer audessus de Munich, mais qu'elle avait été aussitôt retirée de l'eau par un gendarme.

Vers la même époque la malade se plaignit d'une cicatrice du coude gauche qui la gênait considérablement. En l'examinant on trouva une cicatrice sur le côté du coude qui n'empêchait en aucune façon l'extension complète du bras, mais présentait seulement alors une distension modérée. Il n'y avait aucune raison de toucher à cette cicatrice. Mais la malade prétendait être opérée et pour mettre fin à ses plaintes on fit la section de la cicatrice le 2 octobre. Dès lors la gêne disparut.

Bientôt après, elle commença à se plaindre d'hémorrhagies fréquentes et très considérables par le vagin. Le 4 novembre elle vint très agitée annoncer qu'elle s'était fait examiner dans une clinique de gynécologie et qu'on lui avait déclaré que sa matrice était très grosse et qu'il fallait l'enlever. Elle me priait de faire l'opération. J'étais obligé d'examiner son appareil génital, mais je n'y pus rien trouver d'anormal, la matrice était petite, atrophiée ; je ne pus donc condescendre à sa demande. Les hémorrhagies doivent avoir cessé d'elles-mêmes, car pendant les 4 mois suivants elle ne s'en est pas plainte.

En décembre elle appela mon attention sur son médius gauche. Il présentait une certaine raideur et ne pouvait être fléchi complètement. Je lui dis en riant : « Nous l'amputerons » ; là-dessus : « C'est ce qu'il y aurait de mieux pour moi, dit-elle, vous pouvez couper tout ce que vous voudrez. » Depuis lors elle ne cessa pas de me demander de temps en temps de lui enlever le doigt.

Ce cas, comme le précédent, est remarquable par la longue durée des accidents. Il l'est aussi par l'âge avancé de la malade qui commença à se brûler à 48 ans. Mais Krecke fait remarquer que le désir d'exciter la pitié n'a pas été tout à fait étranger à ces manœuvres, au moins à la longue, car au début il admet, comme Strümpell, une obsession et une impulsion qui ont entravé la liberté d'esprit de la malade.

Krecke fait remarquer ensuite l'indifférence de la malade vis-à-vis des opérations chirurgicales, et même sa manie d'être opérée, fait qui prouve encore le trouble de son état mental.

Observation V

Eversmam, *Münchener med. Wochenschrift*, 1900.
Ein Fall von Selbstbeschædigung auf hysterischer Grundlage.

Le 18 mai 1899, N... N., couturière, entra dans notre service avec le diagnostic de pemphigus.

Antécédents : le père est mort du diabète ; la mère et trois frères et sœurs sont bien portants. N... n'a jamais été malade jusqu'au mois de janvier de cette année ; elle n'a jamais eu de convulsions ni d'autres signes d'hystérie.

Le 16 janvier, elle remarqua soi-disant le matin à son réveil une phlyctène énorme qui occupait tout le côté droit de sa figure et recouvrait presque l'œil. Les nuits suivantes apparurent, et sans qu'elle éprouvât aucune douleur, ni la moindre sensation, de grosses bulles sur l'autre côté, puis sur la main, le bras et l'avant-bras gauches, la main et l'avant-bras droits, la cuisse droite et la jambe gauche. La cuisse gauche et le tronc restèrent indemnes. Ces bulles n'étaient douloureuses qu'au contact.

Après l'apparition de la deuxième poussée bulleuse la malade chercha à entrer à l'hôpital ; elle y fut traitée jusqu'au 10 mai. Le 15, elle reprit son travail ; mais dans la nuit suivante des bulles, les unes grosses et les autres petites, apparurent sur le dos de la main et l'avant-bras gauches, dans la nuit du 16 au 17, sur les deux jambes, et la nuit suivante sur la main droite. Elle fût alors admise. *le 18 mai*, à Louisen-Hospital.

Etat actuel : Il s'agit d'une jeune fille trapue, vigoureuse, douée d'une bonne santé apparente, mais ne donnant pas l'impression d'une intelligence très développée, encore qu'on ne remarque pas chez elle de faiblesse mentale à un degré marqué, ni de dérangement intellectuel. Les renseignements furent difficiles à obtenir d'elle, elle riait sans cesse sans motif, et le mal dont elle était atteinte paraissait la gêner bien peu et lui être très indifférent. Aux deux joues et en différents points des membres (sur la face d'extension seulement) on voit des pigmentations de la peau plus ou moins étendues, mais pas de cicatrices à proprement parler.

En outre de ces signes d'anciens processus, il y a sur le bras et l'avant-bras gauches, puis sur la jambe gauche, toujours du côté de l'extension en des points faciles à atteindre pour la malade, des bulles grandes comme une paume de main d'enfant, et plus, où l'épiderme décollé et plissé recouvre le corps papillaire saignant ; sur la cuisse droite est une zone recouverte d'un épithélium récent, sur lequel on voit par places de petites croûtes. Sur le dos de la main droite et dans la région voisine de l'avant-bras, on voit faisant des saillies arrondies au-dessus de la peau normale fortement rouge une bulle grosse comme un œuf de pigeon, puis une autre considérablement plus grosse, et entre les deux beaucoup d'autres de la taille d'une lentille à celle d'un pois ; elles sont denses, jaunâtres par transparence et paraissent douloureuses à la pression. Les phlyctènes ouvertes, leur contenu en partie liquide et en partie gélatineux, s'échappe : un pansement humide est appliqué et la malade tenue au lit.

Suite de l'observation : Le 21 mai, apparition d'un placard de vésicules, à peu près aussi grand que celui décrit plus haut, sur la cuisse droite ; le 22, sur le genou gauche ; le 23, sur la jambe droite.

La conservation de l'état général, ce fait remarquable que les vésicules apparaissaient toujours le matin, intéressaient toujours une surface à peu près égale, toujours sur le côté de l'extension et en des endroits qui étaient faciles à atteindre par la malade, puis cet autre fait que, d'après les renseignements recueillis auprès de ses voisines, la malade était très agitée pendant la nuit et paraissait être occupée à quelque chose, tout cela fit naître et croître le soupçon que les vésicules étaient produites artificiellement. La perquisition la plus minutieuse des effets et des objets appartenant à la malade n'avait rien fait découvrir de suspect, lorsqu'enfin dans le porte-monnaie, on trouva un morceau de toile carrée, enduit d'un onguent analogue à de la poix, mais sans odeur : on le prit secrètement à la malade. A partir de ce jour aucune phlyctène ne se montra plus.

Pour plus de sûreté j'appliquai sur mon avant-bras un petit morceau de l'emplâtre, je le fixai par un pansement et le laissai pendant une nuit. Le lendemain la peau correspondante était très rouge et peu de temps après l'enlèvement de l'emplâtre apparurent des vésicules douloureuses plus ou moins grosses ayant le même aspect que chez la malade.

Après cela aucun doute ne pouvait subsister ; la malade s'appliquait régulièrement l'emplâtre pendant la nuit et c'est de cette façon qu'elle provoquait l'éruption des vésicules. Sur ces entrefaites on trouva que l'emplâtre était fait avec des cantharides. On demanda des explications à la malade qui, après une courte résistance, avoua le fait ; mais le motif de cette mutilation ne put être obtenu.

Elle fut soignée pendant deux ou trois semaines, jusqu'à ce que toutes les lésions fussent guéries. Jamais on n'observa plus dans la suite de tentative semblable.

Eversmann fait ensuite remarquer que l'*auto-mutilation* était chez sa malade le seul symptôme de la névrose et que la simulation était par ce fait d'autant plus difficile à diagnostiquer.

Observation VI

Schimmelbusch, *Berliner Klinische Wockenschrift*, 1892. *Ein Fall von Slebstbeschædigung bei einer. hysterischen.*

Il s'agit d'une femme de 26 ans que le docteur Senger présenta au dernier congrès de la Société de chirurgie pour une ulcération grande comme la paume de la main siégeant sur le sein gauche. Cette ulcération datait de trois ans ; elle était survenue soi-disant après une piqûre d'épingle insignifiante et s'était agrandie peu à peu, par poussées, surtout au moment de la menstruation. Plusieurs médecins avaient en vain tenté de la guérir par des pansements, des grattages, des cautérisations, etc.

Le processus était le suivant, d'après la malade. D'abord des bulles de 1 à 2 cm. de grandeur s'élevaient ; elles étaient remplies d'un sérum clair comme les phlyctènes des brûlures, puis se rompaient et mettaient le chorion à nu ; la plaie se creusait petit à petit. Le docteur Senger fit en vain l'autoplastie ; l'ulcération était bientôt devenue plus grande qu'auparavant. Ni par la clinique, ni par l'examen microscopique on ne pouvait invoquer la syphilis, ni la tuberculose, ni la lèpre, ni le cancer, on eût dit une ulcération banale avec des granulations saines et ds bords plats. Le docteur Senger crut avoir constaté de l'anesthésie à la périphérie de l'ulcération et prit l'affection pour une trophonévrose.

Mais Esmarch, Thiersch et Petersen avancèrent qu'il pouvait bien s'agir là d'une hystérique qui se serait fait à elle-même et entretiendrait ces plaies et à ce propos Thiersch rappella l'observation de Strümpell... Au cours de la discussion on insista sur la nécessité d'observer étroitement la malade en question dans une maison de santé. C'est alors qu'elle entra dans le service de V. Bergmann.

Elle s'y montra d'abord très agitée, eut de véritables accès de hurlements et de sanglots, mais peu à peu elle devint tranquille et raisonnable. Des perquisitions répétées de ses vêtements, de son lit et de tout ce qui lui appartenait ne révélèrent rien de suspect. Pour l'empêcher d'atteindre la plaie un appareil plâtré fut appliqué enveloppant solidement le thorax et le bras.

Effectivement sous l'appareil la plaie se rétrécit et commença à se cicatriser à la périphérie. Mais comme la guérison complète eût demandé des semaines nous résolûmes de tenter une autoplastie. Cette tentative réussit complètement. Lorsque 14 jours après l'opération nous ôtâmes le pansement, tous les lambeaux avaient repris et il n'y avait plus que quelques bourgeons comme il en persiste fréquemment là où plusieurs lambeaux rapprochés s'adossent à eux-mêmes ou à la peau. Nous pensions le traitement terminé. Mais les petits bourgeons qui ordinairement s'épidermisent en quelques jours ne voulaient pas en finir ; ils devinrent au contraire peu à peu plus étendus et se changèrent bientôt en une surface granuleuse grande d'un pouce carré.

L'extension de la plaie se fit alors de la façon qu'avait décrite la malade. Sur les parties transplantées s'élevèrent des bulles de 1 à 2 cm. remplies d'un sérum clair et légèrement sanguinolent, qui crevèrent et laissèrent à nu le corps papillaire rouge ; peu à peu la plaie se creusa et se transforma en ulcère.

Nous fîmes alors une deuxième autoplastie, qui eut le même succès.

L'appareil qui emprisonnait le cou, le bras et le thorax était consolidé avec des bandes plâtrées, extérieurement il fut toujours intact et il empêchait complètement le malade d'atteindre la plaie avec ses mains. Mais une chose nous surprit, c'est que là où l'appareil était fortement appliqué, il avait troué la peau par usure, ce qu'on ne voit jamais avec les appareils bien faits. Par places, et même à la partie supérieure de l'abdomen, il s'était formé des ulcérations et des vésicules tout à fait semblables à celles des parties malades. Et en réalité, en examinant ces vésicules, sans être prévenu, on ne pouvait les comparer à autre chose qu'à celles qui surviennent aux pieds par suite du frottement des chaussures ou aux mains dans les exercices de gymnastique et de canotage ; en somme elles ressemblent tout à fait aux phlyctènes dues aux frottements répétés de la peau.

Il était manifeste qu'en cachette le malade frottait sa poitrine contre l'appareil ou qu'inversement elle faisait exécuter à son appareil des mouvement de va-et-vient (ce qui est possible avec les appareils les mieux appliqués).

Convaincus alors, nous enlevâmes l'appareil, nous fîmes l'occlusion de chaque blessure séparément avec de la gaze et du « photoxylin », et dès lors les plaies guérirent.

La présomption de Thiersch, Esmarch et Pétersen était confirmée ; nous avions affaire à une hystérique qui s'était blessée elle-même et d'une façon tout à fait remarquable.

Schimmelbusch en arrive à croire aussi à l'influence d'une disposition psychique spéciale qui a forcé sa malade à se mutiler de cette façon. Elle ne cherchait pas à attirer l'attention sur elle car la curiosité dont elle était l'objet lui déplaisait souverainement, et quand elle fut guérie elle manifesta sa joie et sa reconnaissance d'une façon telle qu'il est très probable qu'elle n'agissait pas consciemment. D'autre part, cette malade, comme celle de Krecke d'ailleurs, ressentait des douleurs brûlantes, des élancements au niveau des points qui allaient être le siège d'une plaie et Schimmelbusch se demande si ces paresthésies n'étaient pas le signal inconscient des manœuvres qui aboutissaient à l'ulcération.

Observation VII

Colcott Fox, *The Lancet*, *1882* Case of feigned skin disease.

A. S..., 16 ans, servante, se présente à la consultation de dermatologie de l'hôpital du Nord-Ouest de Londres, le 28 novembre. Réglée à treize ans, elle l'a toujours été irrégulièrement et elle ne l'est pas du tout depuis un an. Elle est d'apparence bien portante et grasse, mais les ongles de ses doigts présentent des sillons très visibles. Elle vient pour trois ulcérations, situées non loin l'une de l'autre, sur la face antérieure de sa jambe gauche et qui la font tant souffrir qu'elle ne peut dormir et sanglote toute la nuit, à ce point que sa maîtresse n'a plus le courage de la forcer à travailler. La première idée qui vint était que ces plaies étaient dues à la teinture de ses bas noirs. La malade dit les avoir pansées avec l'onguent de Moore (Moore's ointment). L'une était parfaitement ovale ; l'autre avait à peu près la forme d'un cœur et la troisième était triangulaire avec un prolongement partant de chacun des angles de sa base. Elles mesuraient 1 pouce 1/4 à 2 pouces et leur grand axe était dans la direction du membre. C'étaient de simples excoriations uniformes, suintantes, à peine enflammées. Suspectant l'origine de ces lésions, je fis appliquer un pansement simple, espérant admettre la malade à l'hôpital s'il en apparaissait de nouvelles.

Le 5 décembre elle revint avec une plaie ovale et transversale, juste au-dessus de chaque sein (endroit vraiment caractéristique dans les cas simulés), mais non situées tout à fait symétriquement. Il y en avait aussi deux autres au-dessus du cou-de-pied gauche et sur la face externe du mollet droit. Toutes étaient constituées par de simples ulcérations, ovales, allongées, à bords assez nets, excepté à l'extrémité de l'une où l'abrasion n'était pas complète et où la papulation existait seule, donnant l'idée d'une application de cantharides. En quelques points, il y avait une croûte sanglante brun foncé.

La malade fut admise dans le service.

Le 6 décembre, une plaque ovale et transversale apparut juste au-dessous du sein gauche et une autre, allongée, recouverte d'une croûte mince, sur la hanche droite. Pendant les 24 heures qui suivirent son admission, la jeune fille eut des accès prolongés de sanglots hystériques.

Le 12, une plaque apparut sur le tibia droit, près du cou de-pied, et une autre sur la mamelle droite, entre celle décrite plus haut et l'aréole. Il y avait une remarquable uniformité dans les dimensions de toutes ces plaies.

Malgré mes efforts je ne pouvais découvrir de quelle façon la malade se faisait ces blessures. Elles étaient trop superficielles pour qu'on les attribuât à un acide ; d'autre part l'examen répété, fait à propos et à l'insu de la malade, de sa literie et de ses vêtements ne donna aucun résultat. Le 16, comme aucune excoriation n'apparaissait plus, j'accusai la malade d'avoir produit artificiellement ces éruptions et après des dénégations prolongées, elle avoua qu'elle s'était blessée elle-même en partie avec ses ongles, mais surtout par des frottements répétés avec le bout de ses doigts.

La méchanceté n'était sans doute pas complètement étrangère à ce cas et la malade voulait peut-être se reposer des fatigues de son travail. Elle était très ennuyeuse et désobéissante dans le service ; son père m'apprit que c'était une fille incorrigible et méchante qui lui créait des soucis continuels.

Nous limitons à ce nombre restreint nos observations parce que nous ne voulons publier que celles où la preuve a été faite. Mais il y en a beaucoup d'autres qui apportent presque la certitude morale, telle celle de Footner (*The Lancet*, 1883) tout à fait analogue à celle de Colcott Fox, ou qui sont douteuses et ont partagé les avis dans les sociétés savantes, telles celles de Sangster, de Singer, de Veillon, etc., citées par Tonnellier. Nous n'y insistons pas car elles ne peuvent servir à la description scientifique de la question.

CONCLUSIONS

A côté des cas de gangrène spontanée d'origine hystérique, aujourd'hui incontestés, et qui sont le erme ultime des troubles dépendant de la diathèse vaso-motrice, il y a des faits de gangrène provoquée par les hystériques sur leur propre personne.

Ces faits sont peu nombreux dans la littérature médicale. Cependant ils sont intéressants à connaître, d'une part parce qu'ils empêcheront le médecin prévenu de les prendre pour des cas de gangrène spontanée, d'autre part parce qu'ils font connaître un des côtés du caractère des hystériques.

Ces malades ont en effet souvent été accusées de simuler de nombreux accidents, tels que plaies, hémorrhagies, vomissements, sans parler des cas extraordinaires qu'on voit quelquefois, dans le but de se rendre intéressantes ou de ne pas travailler. Or ces motifs ne se rencontrent pas plus souvent chez les hystériques que chez les personnes saines et si elles simulent c'est sous l'influence d'un état mental spécial.

On peut en résumer ainsi le mécanisme : l'idée *d'auto-mutilation* frappe l'esprit de l'hystérique, devient idée fixe par auto-suggestion, puis passe à l'état d'acte grâce à l'affaiblissement de la volonté et la sub-conscience du sujet.

BIBLIOGRAPHIE

BOUNY. — De la simulation des maladies et de quelques nouveaux moyens de la diagnostiquer. Thèse de Paris, 1871.

CHABRUN. — Etat mental des hystériques. Th. de Paris, 1878.

CHARCOT. — Œuvres complètes.

COLCOTT-FOX. — The Lancet. 1882. Case of feigned skin disease.

COLIN. — Essai sur l'état mental des hystériques. Th. de Paris, 1890.

DERVILLE. — Journal des sc. méd. de Lille, n° 35 à 36. Gangrène multiple provoquée de la peau chez une hystérique.

DESJARS. — Les récits imaginaires chez les hystériques. Th. de Paris, 1899.

DUPONCHEL. — De la folie hystérique. Th. de Paris, 1874.

EVERSMANN. — Münchener medicinische Wochenschrift, 1900. Ein Fall von Selbstbeschædigung auf hysterischer Grundlage.

GILLES DE LA TOURETTE. — Traité clinique et thérapeutique de l'hystérie, 1891-1895.

GIRAUD. — Etude sur les blessures simulées dans l'industrie Th. Paris, 1895.

GRASSET et RAUZIER. — Traité des maladies du système nerveux.

HUCHARD.— Traité des névroses (1883).

JANET. (P.) — Etat mental des hystériques. Les accidents mentaux. Les stigmates mentaux.

JOFFROY. — Archives de neurologie, 1894. Congrès des aliénistes et des neurologistes de Clermont-Ferrand.

KRECKE. — Münchener medicin. Wochenschrift, 1895. Ueber die Selbstbeschædigung der Hysterischen.

LAUGIER (M.). — Maladies simulées. Nouveau dictionnaire de médecine et de chirurgie pratiques.

LE GALL. — Contribution à l'étude des gangrènes cutanées d'origine hystérique. Thèse de Paris, 1902.

LEGRAIN. — Du délire chez les dégénérés. Th. de Paris, 1885.

LEGRAND DU SAULLE. — Les hystériques (1883).

LEGRY. — Rapports de l'hystérie et de la dégénérescence. Th. Paris, 1899.

PAREAU. — Les dégénérés hystériques au point de vue médico-légal. Th. de Bordeaux, 1899.

PITRES. — Leçons cliniques sur l'hystérie.

RENAUT. — Médecine moderne, 1890. Sur une forme de gangrène successive et disséminée de la peau; l'urticaire gangréneuse.

RIBOT. — Les maladies de la volonté.

SCHIMMELBUSCH. — Berliner klinische Wochenschrift, 1892. Ein Fall von Selbstbeschædigung bei einer Hysterichen.

STRUMPELL. — Deutsche Zeitschriftfur Nervenheilkünde, 1892. Ueber ein Fall von schwerer Selbstbeschædigung bei einer Hysterischen.

TABARAUD. — Des rapports de la dégénérescence mentale et de l'hystérie. Thèse de Paris, 1888.

TONNELLIER. — Les gangrènes cutanées d'origine hystérique. Th. de Paris, 1896.

IMPRIMERIE F. DEVERDUN, BUZANÇAIS (INDRE).

www.ingramcontent.com/pod-product-compliance
Ingram Content Group UK Ltd.
Pitfield, Milton Keynes, MK11 3LW, UK
UKHW020423230726
13925UKWH00004B/1574

9 782019 274993